AF316937

LA DÉTOX DE 10 JOURS

La détox de 10 jours

Nettoyez votre corps, videz votre esprit

TRISTAN EVERGREEN

QuantumQuill Press

CONTENTS

Introduction à la détox de 10 jours : nettoyez votre corps, videz votre esprit

Bienvenue dans une excursion extraordinaire qui vous guidera à travers un processus de désintoxication de grande envergure , destiné non seulement à nettoyer votre corps, mais également à nettoyer votre cerveau. Cette excursion va au-delà de l'élimination des poisons de votre régime alimentaire ; cela est lié à la réinitialisation de votre existence générale, à la culture d'un sentiment d'impératif fraîchement découvert et à la préparation à un meilleur mode de vie.

Le cœur de la désintoxication

Dans notre monde de pointe , nous sommes confrontés chaque jour à une horde de poisons . De l'air que nous respirons à la nourriture que nous dévorons, notre corps ingère différentes substances qui peuvent influencer notre bien-être. Bien que le corps soit normalement équipé de structures pour éliminer ces poisons, la charge excessive peut être écrasante, provoquant toute une série de problèmes médicaux, allant de l'épuisement et du trouble cérébral aux problèmes liés à l'estomac et aux maladies persistantes.

La désintoxication se transforme donc en un cycle crucial pour aider la capacité inhérente de notre corps à se purger. C'est un retard délibéré que nous prenons, une décision consciente de réduire le poids sur nos organes et notre système de désintoxication. Ce programme de désintoxication de 10 jours vise à lancer cette interaction, en donnant à votre corps la pause dont il a besoin pour éliminer efficacement ces poisons, les restaurer et les réparer.

Les objectifs de la détox de 10 jours

Ce programme est travaillé autour de l'objectif central de redynamiser votre corps et votre psychisme. Au cours des 10 jours suivants, vous partirez en excursion vers :

• Éliminez les poisons destructeurs de votre routine alimentaire et de votre climat, donnant à votre corps un moyen plus clair de se réparer et de se restaurer.

• Aidez votre bien-être réel, grâce à des sources alimentaires soigneusement choisies et à des améliorations qui aident à la désintoxication, ainsi qu'à des tâches proactives qui animent les processus de désintoxication réguliers de votre corps.

• Améliorez la lucidité mentale et la prospérité proche de chez vous, avec des répétitions destinées à diminuer la pression, à vider votre cerveau et à développer un sentiment d'harmonie intérieure.

• Établissez les bases de changements raisonnables dans votre mode de vie, en vous fournissant les informations et les propensions nécessaires pour continuer à favoriser votre bien-être au-delà de ces 10 jours.

Ce qu'il y a en magasin

Le programme de désintoxication de 10 jours est organisé à ce stade de manière adaptable, reconnaissant que le corps et les besoins de désintoxication de chaque individu sont extraordinaires. Voici ce que vous pouvez attendre du programme :

1. Plans quotidiens guidés : chaque journée de désintoxication sera encadrée pour vous, y compris ce qu'il faut manger, des améliorations discrétionnaires pour faciliter votre processus de désintoxication, des tâches proactives et des répétitions de soins.

2. Aide nutritionnelle : Vous connaîtrez un régime alimentaire riche en sources alimentaires entières et complètes, destinées à aider les systèmes de détoxification de votre corps. Le programme intègre des recettes adaptées à la détox et un dîner test vise à rendre le cycle aussi fluide et agréable qu'on pourrait vraiment s'y attendre.

3. Exercices physiques : Des activités délicates mais convaincantes seront prescrites pour compléter le cycle de désintoxication,

améliorant ainsi le cours et avançant la fin des poisons par la sueur.

4. Pratiques de pleine conscience et de bien-être émotionnel : des procédures telles que la réflexion, la journalisation et les activités de respiration seront consolidées pour vous aider à nettoyer votre cerveau et à réduire la pression, ce qui est fondamental pour une désintoxication fructueuse.

Préparez-vous pour votre excursion

Alors que nous partons pour cette aventure de désintoxication, il est essentiel de planifier à la fois intellectuellement et véritablement. Cela implique de se fixer des objectifs raisonnables, d'établir un climat stable, et peut-être surtout d'avancer vers le cycle avec une attitude réceptive et la garantie de prendre soin de soi.

Gardez à l'esprit que la désintoxication ne consiste pas seulement à expulser les poisons ; il s'agit également de faire de la place à de nouvelles et meilleures tendances et points de vue. Ce programme est une opportunité potentielle de s'arrêter, de réfléchir et de choisir délibérément une voie vers un meilleur bien-être et une meilleure prospérité.

Nous devrions commencer

Alors que vous vous tenez au bord de cette aventure de 10 jours, rappelez-vous que vous ne vous lancez pas simplement dans un programme de désintoxication momentané ; vous vous aventurez vers une approche plus dynamique, plus solide et plus prudente de la vie quotidienne. Ce guide est là pour vous aider en permanence, en vous proposant des instructions détaillées, de la consolation et les appareils que vous souhaitez réussir.

Alors, respirez à fond, et nous devrions avancer ensemble dans cette excursion, avec l'objectif commun de purifier votre corps et d'éclaircir votre psychisme. Bienvenue dans la cure détox de 10 jours.

| 1 |

Comprendre la désintoxication

L'enquête sur la désintoxication

La désintoxication est une connexion naturelle avant tout, où le corps perçoit, tue et élimine méthodiquement les substances dangereuses. Ces substances peuvent être à la fois endogènes, provenant de l'intérieur du corps, sous forme de déchets métaboliques, et exogènes, provenant de sources externes comme les toxines, les pesticides et les substances ajoutées aux aliments.

Au centre de la structure de détoxification du corps se trouvent le foie, les reins, les organes liés à l'estomac, les poumons, le système lymphatique et la peau. Chaque organe attend une partie essentielle :

• Foie : Le foie canalise et tue les dommages , les préparant à une fin sûre.

• Reins : Les reins éliminent les séquelles du sang et les libèrent dans l'urine.

• Organes liés à l'estomac : La partie gastro-intestinale élimine les dommages causés par l'engrais et entrave la réabsorption dans le système circulatoire.

• Poumons : Les poumons expulsent les substances capricieuses par l'expiration.

• Structure lymphatique : Cette association épuise et canalise le liquide lymphatique, tuant les déchets et les toxines.

• Peau : La peau libère des substances nocives par la sueur et constitue une barrière contre les poisons extérieurs.

La capacité de ces systèmes est fondamentale pour rester conscient de la prospérité. Quoi qu'il en soit, dans notre environnement contemporain, le seuil de détoxification du corps peut être dépassé en raison du volume et de la combinaison extraordinaires de toxines auxquelles nous sommes régulièrement exposés. Ce surpoids peut provoquer une augmentation des substances toxiques dans nos tissus, provoquant potentiellement de nombreux problèmes cliniques.

Ce que signifient les dommages pour le corps et le cerveau

Les substances toxiques peuvent influencer pratiquement tous les systèmes du corps, provoquant divers problèmes cliniques. Les effets les plus notables sont probablement les suivants :

• Problèmes liés à l'estomac : les substances toxiques peuvent perturber le microbiome de l'estomac, provoquant une hypertrophie, un arrêt et d'autres problèmes liés à l'estomac.

• Épuisement : l'accumulation de substances toxiques peut avoir un impact sur la capacité mitochondriale, diminuant ainsi la création d'énergie.

• Capacité mentale : les substances toxiques peuvent traverser le système de dissuasion du cortex sanguin frontal, provoquant éventuellement un brouillard cérébral, une détérioration mentale et une réduction des capacités mentales.

• Déguisement du système insensible : une réceptivité tenace aux toxines peut surcharger la structure sûre, rendant le corps plus vulnérable aux pollutions et aux maladies.

• Qualités hormonales disproportionnées : diverses toxines peuvent se faire passer pour des substances synthétiques, perturbant la capacité endocrinienne et provoquant de nombreux problèmes hormonaux.

Les impacts mentaux, rapprochés et personnels de la réceptivité aux toxines sont relativement fondamentaux. Le stress, la pression et les épisodes mentaux peuvent être exacerbés par les effets physiologiques des toxines, créant un cycle qu'on peut tenter de rompre sans intercession.

Avantages de la détox

Partir en cure détox offre différents avantages, notamment :

• Niveaux d'énergie mis à jour : en éliminant les dommages et en améliorant la capacité mitochondriale, la désintoxication peut, de manière générale, améliorer les niveaux d'énergie .

• Absorption renforcée : La désintoxication maintient la prospérité de l'estomac, incitant à une meilleure ingestion d'amélioration et à la fin des déchets.

• Peau d'autant plus claire : à mesure que la peau s'éclaircit des dommages, vous pourrez constater des changements dans l'ombrage et, dans l'ensemble, une prospérité.

• Perte de poids : La détoxification peut aider à réinitialiser l'assimilation du corps, à favoriser la perte de poids et à réduire la masse musculaire par rapport à la graisse.

• Clarté mentale : la diminution du poids des toxines peut stimuler des capacités mentales inégalées, telles que la fixation et la mémoire.

• Une prospérité significative : en gardant un œil sur les véritables éléments de prospérité, la désintoxication peut également favoriser un meilleur équilibre proche que familial et stresser les dirigeants.

La méthode exhaustive pour gérer la désintoxication

Un programme de désintoxication convaincant ne concerne pas seulement ce que vous éliminez de votre corps et de votre vie ; il en va de même pour ce que vous ajoutez. Fusionner des assortiments alimentaires épais, participer à un travail dynamique et pratiquer des soins sont des éléments majeurs d'un vaste plan de désintoxication. Cette approche maintient les processus de désintoxication typiques du corps et favorise un mode de vie qui soutient constamment la santé physique et mentale.

La désintoxication est une sortie qui demande responsabilité et prudence. Faire le tri des données scientifiques derrière tout cela, des effets des toxines sur le corps et l'esprit et des avantages évidents de la détoxification définit les points forts de cette expérience mémorable. Au fur et à mesure que nous avançons, nous vous guiderons dans les arrangements pour votre cure de désintoxication, en vous fournissant les instruments et les données nécessaires pour enquêter réellement sur ce voyage.

| 2 |

Préparation pré-détox

Avant de partir pour votre aventure détox de 10 jours, il est essentiel de planifier à la fois intellectuellement et véritablement. Cette préparation garantit que vous pourrez booster les bienfaits de votre détox, ouvrant ainsi la voie à une purge efficace. Ici, nous allons plonger dans les systèmes de planification mentale, le statut réel et l'établissement d'un climat solide pour votre processus de désintoxication.

Préparation mentale : développer les bonnes perspectives

Saisir votre « pourquoi » : commencez par réfléchir aux objectifs qui vous poussent à entreprendre cette cure de désintoxication. Que ce soit pour travailler votre bien-être, acquérir de l'énergie ou simplement vous mettre au défi, avoir une compréhension sans équivoque de votre « pourquoi » vous tiendra en haleine tout au long de l'excursion.

Définir des hypothèses pratiques : Même si la désintoxication peut apporter des avantages médicaux essentiels, il est important de définir des attentes raisonnables. Reconnaissez qu'il peut y avoir des journées d'essai, mais rappelez-vous qu'il s'agit d'aventures visant un objectif plus important.

Embrasser le changement : Libérez-vous des progressions qui viendront, pendant et après la détox. Cette transparence peut rendre l'interaction plus fluide et vraiment enrichissante.

Planification réelle : préparer votre corps

Diminution lente des poisons : dans les jours qui préparent votre cure de désintoxication, commencez à réduire votre consommation d'aliments manipulés, de caféine, de sucre et d'alcool. Cette diminution continue peut aider à limiter les effets secondaires du sevrage et à simplifier les progrès.

Hydratation : Augmenter votre apport en eau avant de commencer la cure de désintoxication aide à démarrer la méthode la plus courante d'élimination des poisons. Optez pour l'or 8 verres d'eau par jour.

Aide saine : commencez à intégrer des variétés alimentaires plus adaptées à la détox dans votre routine alimentaire, comme des mélanges de légumes verts, des produits naturels et des céréales entières. Ces variétés d'aliments fournissent des suppléments fondamentaux et des fibres, favorisant l'interaction détox.

Travail actif : si vous ne pratiquez pas actuellement une pratique quotidienne d'entraînement standard, commencez à présenter des tâches proactives légères comme la marche ou le yoga. Cela aidera à lancer les processus réguliers de détoxification de votre corps.

Établir un climat fort

Chargement : garantissez que vous disposez de tous les ingrédients et fournitures fondamentaux pour votre détox, y compris tous les suppléments suggérés. Avoir tout cela à disposition permettra de maintenir plus facilement le cap.

Coordonner votre espace : créez un espace de vie impeccable et coordonné qui respecte vos objectifs de désintoxication. Cela peut impliquer de nettoyer votre cuisine, d'aménager un espace de réflexion paisible ou d'aménager votre zone d'exercice.

Recherche d'aide : informez vos proches de vos projets de désintoxication et, si possible, recherchez un ami détox. Avoir du soutien peut donner une inspiration et une responsabilité supplémentaires.

Détox avancée : envisagez de réduire le temps passé devant un écran et les interruptions informatiques. Cela peut aider à réduire les sentiments d'anxiété et à développer davantage la qualité du repos, deux éléments précieux pour votre processus de désintoxication.

Planification de l'excursion à proximité de chez soi

La désintoxication n'est pas simplement un véritable cycle ; c'est aussi une question personnelle. Les progressions que traverse votre corps peuvent influencer votre état d'esprit et vos sentiments. Se préparer pour cette partie de la cure de désintoxication est également à peu près aussi important que l'arrangement lui-même.

Journalisation : commencez un journal de désintoxication pour rapporter votre excursion, y compris vos sentiments, vos difficultés et vos victoires. Cela peut être un outil important de réflexion et d'inspiration.

Pratiques de soins : commencez à répéter les soins ou la contemplation pour vous aider à gérer la pression et les sentiments. En effet, même quelques instants par jour peuvent avoir un effet considérable.

Prendre soin de soi Cérémonies : Prévoyez de consolider les exercices de prise en charge que vous appréciez, comme prendre une douche, parcourir ou investir de l'énergie dans la nature. Ceux-ci peuvent vous aider à soutenir votre profonde prospérité pendant la détox.

Les derniers jours avant votre détox

Au cours des derniers jours précédant le début de votre cure de désintoxication, concentrez-vous sur la définition de vos objectifs pour l'excursion à venir. Examinez vos objectifs, l'organisation de votre journée et la manière dont vous gérerez les difficultés probables. C'est également une excellente occasion de commencer progressivement à exécuter les programmes quotidiens que vous suivrez pendant la cure de désintoxication, comme les horaires de dîner et les programmes d'entraînement.

Repos et détente : garantissez que vous bénéficiez d'un repos satisfaisant et que vous disposez de suffisamment de temps pour vous détendre. Un corps et un psychisme très rafraîchis sont plus forts et préparés pour le cycle de désintoxication.

Dernière vérification : parcourez votre agenda une dernière fois pour vous assurer que tout est prêt pour le premier jour. Cela inclut la nourriture, les suppléments et tous les appareils dont vous aurez besoin pour faire de l'exercice et vous détendre lors des répétitions .

Embrasser l'excursion

Alors que vous êtes à la veille de votre cure de désintoxication de 10 jours, rappelez-vous que cette excursion va au-delà de la purge physique. C'est une occasion précieuse de réinitialiser nos habitudes, d'écouter profondément notre corps et de favoriser une relation plus attentive avec la nourriture et le bien-être.

Avancez chaque jour de désintoxication avec intérêt et empathie pour vous-même. Il y aura des hauts et des bas, mais chaque étape est un élément du système révolutionnaire. En vous préparant complètement et en acceptant l'excursion qui vous attend, vous vous préparez à une cure de désintoxication fructueuse et significative.

| 3 |

Jour 1 : Poser les bases

Routine de réveil

Hydratation : Commencez votre journée avec un verre d'eau tiède citronnée. Cette cérémonie fondamentale aide à l'assimilation et lance le cycle de détoxification du foie.

Pratique de soins : Participez à une réflexion de 10 minutes en vous concentrant sur votre respiration. Cette formation vous aide à concentrer vos réflexions et à définir des attentes positives pour l'après-midi.

Petit-déjeuner

Smoothie détox : Mélangez une combinaison d'épinards, de myrtilles surgelées, d'une portion de banane, de graines de chia et de lait d'amande. Ce supplément de smoothie épais aide à stimuler votre corps et à favoriser la détoxification.

Aide supplémentaire

Multivitamine : prenez une multivitamine de grande envergure pour vous assurer d'obtenir des suppléments fondamentaux qui facilitent dans l'ensemble les voies de désintoxication.

Vrai travail

Promenade matinale : Une balade animée de 30 minutes dans la nature. Cette activité délicate maintient le flux lymphatique et élève le tempérament.

Tôt dans la journée

A grignoter : Un petit modeste bouquet d'amandes brutes et une pomme. Cette friandise donne des fibres et des graisses saines pour vous satisfaire.

Déjeuner

Salade de quinoa : Préparez une portion de mesclun avec du quinoa cuit, un mélange de mesclun, du concombre, de l'avocat et une vinaigrette citron-tahini. Ce festin est riche en fibres et en graisses solides, contribuant ainsi à la détoxification et au maintien de l'énergie.

Soirée personnalisée

Hydratation Lift : Buvez du thé vert. Ses renforts cellulaires soutiennent la capacité hépatique et donnent une légère poussée d'énergie.

Pause de soins : nécessitez 5 minutes pour des activités de respiration profonde afin de réduire la pression et de rassembler votre énergie.

Vrai travail

Yoga : Participez à une séance de yoga délicate de 20 minutes axée sur les cadeaux détoxifiants, par exemple les tours qui animent le traitement et la diffusion.

Souper

Légumes et lentilles cuits à la vapeur : Un festin léger et réconfortant composé de brocolis, de carottes et de lentilles cuits à la vapeur, préparés avec des épices et un filet d'huile d'olive. Ce mélange soutient la détoxification tout en étant doux pour le système digestif.

Soirée personnalisée

Journal d'appréciation : endurez 10 minutes d'écriture dans votre journal, en vous concentrant sur l'appréciation. Pensez aux aspects positifs de votre journée et aux moyens que vous avez pris dans votre processus de désintoxication.

Bases pour le repos : participez à une action de détente, par exemple en lisant ou en faisant la vaisselle avec des sels d'Epsom, pour favoriser une nuit de sommeil paisible.

Réflexion

Terminez la première journée en réfléchissant à vos rencontres, difficultés et victoires. Notez tous les sentiments ou réponses dans votre journal de désintoxication. Cette réflexion contribue à élargir les soins et la pleine conscience tout au long de l'interaction détox.

| 4 |

Jour 2 : Approfondir le processus de désintoxication

Lorsque vous entrez dans le deuxième jour de votre processus de désintoxication, votre corps commence à se conformer aux changements. L'accent actuel est mis sur l'amélioration de la désintoxication tout en garantissant que vous vous sentiez soutenu et soutenu.

Routine de réveil

Boisson éveillée : Commencez par un verre d'eau tiède mélangée à une coupe de gingembre frais. Le gingembre est célèbre pour ses propriétés atténuantes et peut aider à stimuler l'absorption.

Pratique de soins : participez à une séance de yoga de 10 minutes axée sur les extensions et la relaxation délicates. Les postures de yoga, par exemple les virages, peuvent aider à une assimilation revigorante et soutenir les processus réguliers de détoxification du corps.

Petit-déjeuner

Toast à l'avocat sur du pain sans gluten : Écrasez une portion d'avocat sur une coupe de pain grillé sans gluten, terminez par une pincée de graines de chanvre et une douche d'huile d'olive. L'avocat apporte des graisses solides et des fibres, tandis que les graines de chanvre ajoutent une aide protéique .

Tôt dans la journée

Jus vert : préparez un jus vert avec du chou frisé, du céleri, de la pomme verte, du citron et un morceau de gingembre. Ce jus revigorant apporte une portion supplémentaire de suppléments et de composés pour aider à la détoxification.

Travail actif : Participez rapidement à des entraînements à impact modéré et élevé . Une marche énergique ou une balade à vélo délicate peut augmenter votre pouls et votre diffusion, améliorant ainsi l'interaction détox.

Déjeuner

Soupe de lentilles avec salade verte : Mangez un bol de soupe aux lentilles fabriquée localement ou achetée localement, en vous assurant qu'elle est faible en sodium et exempte d'ingrédients ajoutés. Ajoutez un petit bouquet d'épinards ou de chou frisé pour un complément supplémentaire. Les lentilles sont une extraordinaire source de protéines et de fibres, aidant à la transformation et à l'élimination des poisons.

Soirée

Le point sur l'hydratation : Procédez à votre apport d'eau en ne retenant rien 8 verres au cours de la journée. Pensez à ajouter des morceaux de concombre ou des baies à votre eau pour plus de saveur et de suppléments.

Deuxième attention : nécessitez 5 à 10 minutes pour une réflexion dirigée axée sur la désintoxication et la recharge. La perception peut être un atout utile pour soutenir les efforts de désintoxication du corps.

Souper

Igname chauffée avec un côté d'asperges grillées : Une igname préparée est riche en fibres et en bêta-carotène, un renfort cellulaire qui maintient la santé du foie. Accompagnez-le d'asperges grillées, connues pour leurs propriétés diurétiques, aidant à éliminer les poisons.

Soirée personnalisée

Thé naturel : Goûtez du thé aux épines de lait. L'épine de lait est connue pour ses effets défensifs sur le foie et peut aider au cycle de désintoxication.

Journalisation intelligente : considérez la journée en vous concentrant sur tout changement physique ou profond dont vous avez pris note . Reconnaissez tout problème et félicitez les réalisations de la journée.

Travail préparatoire pour le Jour 3 : Attendez avec impatience les arrangements du Jour 3. Préparez toutes les sources de nourriture ou réservez des opportunités pour les exercices que vous avez organisés, en fonction de vos rencontres d'aujourd'hui.

Récapitulatif et réflexion du jour 2

À la fin du deuxième jour, vous pourriez commencer à constater des changements sans prétention dans votre niveau d'énergie ou votre absorption à mesure que votre corps continue de s'adapter au programme de désintoxication. Il est essentiel de prêter attention à votre corps et de changer en fonction de la situation, en garantissant de lui fournir suffisamment de nourriture et de repos. Gardez à l'esprit que la désintoxication n'est pas seulement une fin, mais également une question de recharge et de récupération.

| 5 |

Jour 3 : Nourrir votre corps et votre âme

À partir du troisième jour, vous pourriez commencer à ressentir le cycle de désintoxication de manière encore plus significative. C'est quotidien pour soutenir votre corps et votre esprit, en vous concentrant sur les sources de nourriture et les exercices qui rechargent et rétablissent.

Routine de réveil

Boisson d'éveil : Polissez un verre d'eau tiède avec une cuillère à café de vinaigre de jus de pomme. Ce tonique peut aider à ajuster les niveaux de pH de votre corps et à animer les composés liés à l'estomac.

Pratique de soins : endurez 10 minutes de répétition de contemplation et d'appréciation. Centrez-vous sur les parties de votre vie que vous appréciez, ce qui peut avoir un impact important sur votre état psychologique et proche de votre état d'origine, en soutenant le cycle de désintoxication.

Petit-déjeuner

Smoothie à tartiner aux baies et aux amandes : Mélangez quelques baies mélangées (fraises, myrtilles, framboises) avec une cuillère à soupe de margarine aux amandes, un modeste bouquet d'épinards et du lait d'amande. Les baies sont riches en agents de prévention du cancer, et la pâte à tartiner aux amandes apporte des graisses et des protéines saines à l'énergie soutenue.

Tôt dans la journée

Pause café naturelle : savourez du thé cultivé sur place comme la menthe poivrée ou la camomille. Ces épices peuvent aider à traiter et affecter le psychisme et le corps.

Travail actif : Pratiquez 15 minutes de Qigong ou des exercices délicats d'extension. Ces pratiques peuvent aider à animer le flux d'énergie (Qi) dans le corps et à améliorer la désintoxication.

Déjeuner

Assiette de chou frisé et d'avocat de mesclun avec vinaigrette au citron : Préparez une portion de mesclun avec du chou frisé brut, des morceaux d'avocat, des tomates cerises et du concombre. Assaisonnez avec du jus de citron, de l'huile d'olive et une pincée de sel marin. Cette salade regorge de fibres, de graisses saines et de nutriments pour aider à la détoxification et aux niveaux d'énergie.

Soirée

Mise à jour hydratation : Maintenez votre consommation d'eau sans rien retarder sur votre objectif d'hydratation. L'ajout d'une nouvelle menthe ou d'un jus de citron vert peut apporter de l'assortiment et des bienfaits supplémentaires pour l'estomac.

Deuxième prudence : sortez pour une brève promenade dans la nature ou installez-vous brièvement dans un espace vert. Se connecter à la nature peut aider à réduire la pression et à travailler sur votre état d'esprit.

Souper

Poulet grillé au citron et aux épices avec légumes cuits à la vapeur : Préparez une poitrine de poulet maigre marinée dans du jus de citron, de l'huile d'olive et des épices. Présenter avec un côté de brocoli et de carottes cuits à la vapeur. Ce dîner fournit des protéines et des agents de prévention du cancer de premier ordre sans agresser le système digestif.

Soirée personnalisée

Foot Splash : préparez un bain de pieds chaud avec des sels d'Epsom et quelques gouttes de baume rajeunissant comme la lavande ou l'eucalyptus. S'éclabousser les pieds peut aider à détendre le corps et à développer davantage la qualité du repos.

Journal intelligent : tenez compte de vos rencontres et de vos sentiments du jour 3. Voir des thèmes ou des changements dans votre état physique ou profond peut donner des éléments de connaissances sur votre processus de désintoxication.

Travail préparatoire pour le jour 4 : Audit des exercices et des dîners pris des dispositions pour le jour 4. Planifier à l'avance peut vous aider à garantir la poursuite en douceur de votre programme de désintoxication.

Récapitulatif et réflexion du jour 3

Vers la fin du troisième jour, vous êtes profondément plongé dans le cycle de désintoxication. C'est un moment critique où votre corps change et commence éventuellement à donner des indications plus reconnaissables de désintoxication, comme une énergie accrue ou une clarté psychique. Acceptez ces changements, en réalisant que chaque pas dans la bonne direction est une étape vers la prospérité .

Jour 4 : Renforcer les parcours de désintoxication

Au jour 4, votre corps change selon le plan de désintoxication. Aujourd'hui, nous allons nous concentrer sur le développement des voies de désintoxication de votre corps, en organisant des répétitions de raffinement supplémentaires et en gérant les sources de nourriture pour aider les cycles habituels de votre plan.

Plan de mixage

Boisson mélangée : Commencez par un verre d'eau tiède infusée de nouvelles coupes de curcuma et d'une touche de poivre faible. Le curcuma contient de la curcumine, un composé aux propriétés fortes et de soutien cellulaire, tandis que le poivre léger ravive son ingestion.

Pratique de soins : Participez à une amélioration de la respiration de 15 minutes axée sur la relaxation de base de l'estomac. Ce type de respiration peut aider à fortifier la structure lymphatique, un élément essentiel de la détoxification de votre corps.

Petit-déjeuner

Céréales aux graines de lin et aux baies : Préparez un bol de flocons d'avoine avec de l'eau ou du lait d'amande. Garnir de graines de lin moulues, d'un petit paquet de baies et d'une pincée de sirop d'érable pur. L'avoine est riche en bêta-glucanes, fibres solubles qui aident à contrôler le glucose et à l'entretien du glucose, tandis que les graines de lin sont riches en graisses insaturées oméga-3 et en lignanes qui favorisent la compréhension hormonale et la détoxification.

Rapidement dans la journée

Jus vert : Préparez un jus avec du concombre, du persil, de la pomme verte, du citron et une poignée de gingembre. Cette subvention de restauration contient de la chlorophylle, des vitamines et des minéraux, favorisant le nettoyage du sang et favorisant la coupure du foie.

Travail dynamique : Exigez une marche enflammée de 30 minutes ou participez à un autre type de mouvement cardiovasculaire modéré pour faciliter la dispersion et le soutien à la transpiration, un autre cours de désintoxication.

Déjeuner

Salade de brocoli et de pois chiches : obtenez du brocoli cuit à la vapeur avec des pois chiches cuits, des oignons rouges coupés en dés et une vinaigrette tahini-citron. Le brocoli est un légume crucifère qui contient du sulforaphane, un composé qui reste conscient des motivations de détoxification du foie, tandis que les pois chiches fournissent des fibres et des protéines.

Soirée

Mise à jour sur l'hydratation : continuez à vous hydrater tout au long de la journée. Pensez à incorporer à votre eau des morceaux de citron et de concombre pour des bienfaits et une saveur détoxifiants supplémentaires.

Deuxième prudence : accordez du temps pour une astuce courte et coordonnée axée sur la récupération et le nettoyage. Imaginer que votre corps transmet des dommages et des améliorations intéressantes peut rester conscient de la relation de désintoxication sur le plan psychologique.

Dîner

Morue réchauffée avec un accompagnement de quinoa et d'asperges : Dégustez un morceau de morue coordonné, prêt avec des saveurs et du citron, servi à côté de quinoa et d'asperges cuites à la vapeur. La morue fournit des protéines maigres et des graisses insaturées oméga-3, tandis que le quinoa offre un profil protéique complet et que les asperges contribuent à la détoxification des reins.

Soirée personnalisée

Thé détox : Goûtez du thé détox contenant des saveurs comme le chardon-Marie, le pissenlit ou le vex. Ces arômes soutiennent les limites du foie et des reins, organes fondamentaux du cycle de détoxification.

Journalisation intelligente : saisissez une opportunité de tenir un journal sur votre journée. Comment vous sentez-vous, concrètement et mentalement ? Voyez les fardeaux et reconnaissez vos victoires, en accordant peu de respect au peu.

Fondation pour le jour 5 : anticipez le jour 5, en disséquant votre plan de banquet et les travaux réservés. Organiser vos dîners tôt et planifier votre journée peut vous aider à rester conscient de l'énergie de votre cycle de désintoxication.

Récapitulatif et réflexion du jour 4

À la fin du jour 4, vous pourriez commencer à constater davantage d'effets de la désintoxication. Se concentrer sur son corps pendant cette période et modifier ses activités et son alimentation en fonction de la situation est fondamental. Les pratiques acceptées aujourd'hui pointent avec aide et encouragent davantage les voies normales de désintoxication de votre corps, progressant dans la réussite et la prospérité habituelles.

| 7 |

Jour 5 : Adopter le renouveau et le réapprovisionnement

Arriver au jour 5 indique le point médian de votre processus de désintoxication. L'accent est mis actuellement sur la recharge et le renouvellement, en intégrant des variétés d'aliments et des exercices qui soutiennent votre corps et améliorent votre sentiment de prospérité.

Routine de réveil

Boisson d'éveil : Prenez un verre d'eau avec de la menthe nouvelle et un morceau de citron vert. Ce mélange est vivifiant et sert à lancer des transformations avec une excitation délicate pour vos facultés.

Pratique de soins : pratiquez une séance de 10 minutes de yoga délicat ou d'extension, en vous concentrant sur les figures qui ouvrent et prolongent le corps. Cette réceptivité réelle peut refléter une réceptivité intérieure aux processus de désintoxication et de rétablissement .

Petit-déjeuner

Pudding aux graines de chia avec kiwi et noix de coco : trempez les graines de chia dans du lait d'amande pour le moment et garnissez de kiwi coupé et d'une pincée de noix de coco détruite dans la première partie de la journée. Les graines de chia regorgent de fibres, d'acides gras insaturés oméga-3 et de protéines, ce qui en fait un début de journée rassasiant et nutritif.

Tôt dans la journée

Pause café maison : Choisissez un thé naturel que vous considérez comme réconfortant ou fortifiant, comme le thé à la rose musquée ou au gingembre. Les deux choix offrent des avantages médicaux, notamment l'acide L-ascorbique et des propriétés atténuantes.

Travail actif : participez à un exercice Pilates de faible puissance pendant 20 à 30 minutes. Le Pilates peut vous aider à travailler sur votre adaptabilité et votre force centrale tout en favorisant la désintoxication grâce aux déchets lymphatiques et à l'augmentation du flux.

Déjeuner

Poivrons farcis aux épinards et au quinoa : Enfouissez les poivrons carillons et remplissez-les d'une combinaison de quinoa cuit, d'épinards, d'oignons et de saveurs, puis, à ce stade, préparez-les. Ce festin est dynamique, chargé de suppléments et soutient les niveaux d'énergie soutenus.

Soirée

Mise à jour sur l'hydratation : continuez à vous concentrer sur l'hydratation, en vous attendant à consommer des liquides de manière constante tout au long de la journée. L'ajout de nouvelles épices ou d'une pincée de jus de produits naturels à votre eau peut donner de l'assortiment et des suppléments supplémentaires.

Deuxième précaution : consacrez quelques instants à des activités de respiration profonde, en vous concentrant sur l'expiration complète pour aider à libérer les poisons du corps et du cerveau.

Souper

Chou-fleur au curcuma mijoté avec lentilles : Servir le chou-fleur grillé préparé avec du curcuma et du poivre noir à côté d'une partie des lentilles cuites. Ce festin n'est pas seulement délicieux, mais il regorge également d'avantages apaisants et de suppléments fondamentaux pour aider à la désintoxication.

Soirée personnalisée

Douche relaxante : dessinez une douche avec de l'huile naturelle de lavande ou de camomille et des sels d'Epsom. L'eau chaude aide à détendre les muscles, tandis que les sels d'Epsom aident à éliminer les poisons.

Journalisation intelligente : investissez de l'énergie en tenant compte de votre processus de désintoxication jusqu'à présent. Notez toutes les progressions que vous avez constatées dans votre état physique, profond ou mental, et réfléchissez aux pratiques ou aux variétés alimentaires qui ont eu le principal effet.

Travail préparatoire pour le jour 6 : révisez le programme du jour 6, en vous assurant que vous avez respecté les principes fondamentaux et en fixant l'heure des exercices planifiés. Changez à la lumière de vos rencontres et de la façon dont votre corps répond à la détox.

Récapitulatif et réflexion du jour 5

En partie pendant la détox, c'est un moment critique pour percevoir les progrès que vous avez réalisés et pour vous recalibrer si nécessaire. L'accent mis actuellement sur la restauration et la recharge a pour but de nourrir votre corps en profondeur et de favoriser une sensation de renouveau. Au fur et à mesure que vous avancez, continuez à prêter attention aux signaux de votre corps et modifiez votre programme de désintoxication en fonction de vos besoins en développement.

| **8** |

Jour 6 : Intensifier les efforts de désintoxication

Le jour 6, vous avez franchi le point médian et vous vous lancez à ce stade plus loin dans l'effort coordonné de désintoxication. Le programme en cours est censé inspirer les efforts de désintoxication en mettant l'accent sur le soutien de la capacité hépatique, l'élimination des substances toxiques et le soutien du corps avec des aliments et des exercices entièrement nettoyants.

Plan de brassage

Mix Drink : Goûtez avec un mélange d'eau tiède, de jus de citron et d'une pincée de poivre de Cayenne. Ce début chaud revigore l'entretien, facilite la manipulation et soutient la détoxification du foie.

Pratique de soins : Commencez la journée avec une évaluation de 15 minutes axée sur la purification et la récupération. Imaginez votre corps transportant des poisons et imaginez-vous accumuler une énergie incroyable et en train de récupérer.

Petit-déjeuner

Smoothie vert détox : Mélangez des épinards, du chou frisé, un peu de pomme verte, un morceau de concombre, une cuillère à soupe de graines de lin moulues et une courge de jus de citron avec de l'eau. Ce smoothie riche en suppléments suit la détoxification et donne un choc d'énergie maintenu.

Vite dans la journée

Quartier Respiration courte : Prenez du thé standard, par exemple de la racine de bardane ou de la feuille de vex. Ces arômes sont connus pour leurs propriétés hématologiques et diurétiques, aidant à l'expulsion des substances nocives.

Travail dynamique : Participez à une rencontre de 30 minutes de développement cardiovasculaire, comme la course, la natation ou le vélo. Développer votre pouls contribue à un système circulatoire plus productif et favorise la transpiration, un processus de détoxification de marque.

Déjeuner

Salade de roquette et de betteraves aux pacanes : Joignez-vous à la roquette, aux betteraves cuites coupées, aux pacanes et à une vinaigrette à l'huile d'olive essentielle et au vinaigre de pomme pressé. Les betteraves favorisent la croissance et la détoxification du foie, tandis que les noix de pécan fournissent des graisses insaturées oméga-3 et que la roquette est riche en forteresses cellulaires.

Soirée

Mise à jour sur l'hydratation : restez conscient de votre consommation d'eau, en ne retenant rien de 8 à 10 verres tout au long de la journée. Injectez dans votre eau des morceaux d'agrumes habituels ou des arômes comme la menthe pour mettre à jour ses propriétés détoxifiantes.

Deuxième précaution : faites une pause pour une réunion d'élargissement délicate, en vous concentrant sur les améliorations qui animent la région de l'estomac pour aider à la gestion et à la désintoxication.

Souper

Saumon réchauffé au citron et à l'ail avec un accompagnement de brocoli cuit à la vapeur : Préparez un filet de saumon avec une marinade de jus de citron, d'ail et d'arômes, et planifiez. Présentez-le avec du brocoli cuit à la vapeur, qui contient des expansions qui aident à détoxifier le corps.

Soirée personnalisée

Brossage à sec : Avant votre douche nocturne, pratiquez le brossage à sec à l'aide d'une brosse en fibre de marque. Commencez par vos pieds et montez par mouvements larges et doux vers votre cœur. Cette préparation anime le système lymphatique, aidant à l'évacuation des poisons.

Journalisation rapide : Tenez compte de vos mouvements et de ce que vous ressentez à ce moment plus critique de la désintoxication. Notez tout changement physique, mental ou très proche que vous avez rencontré.

Travail préparatoire pour le jour 7 : examinez les dispositions du jour 7 et assurez-vous que vous êtes prêt pour les dîners et les exercices du lendemain. Réfléchissez à la manière dont vous pouvez continuer à élargir vos tentatives de désintoxication et à parrainer les cycles de récupération réguliers de votre corps.

Récapitulatif et réflexion du jour 6

Au fur et à mesure que vous terminerez le jour 6, vous serez sans aucun doute plus attentif aux réactions de votre corps à la désintoxication. Il est fondamental de voir le travail que fait votre corps pour se nettoyer et se restaurer. Les efforts de désintoxication soutenus actuels sont censés utiliser l'énergie de votre corps, s'immisçant davantage dans le système de nettoyage tout en vous promettant de rester soutenu et suivi.

| 9 |

Jour 7 : Consolider les gains de désintoxication

Le jour 7, vous entrez dans la dernière période de désintoxication. Cette journée est liée à la combinaison des ajouts que vous avez faits, en vous concentrant sur le soutien des avantages de la désintoxication et en vous préparant à un changement continu dans votre existence quotidienne , tout en gardant les bonnes tendances que vous avez créées.

Routine de réveil

Boisson d'éveil : Commencez votre journée avec une tasse d'eau tiède mélangée à du miel et de la cannelle. Ce mélange est connu pour ses propriétés atténuantes et peut aider à réguler les niveaux de glucose, donnant ainsi un début délicat à votre matinée.

Pratique de soins : passez 15 minutes dans une contemplation tranquille, en considérant votre excursion jusqu'à présent. Concentrez-vous sur les changements positifs que vous avez constatés et fixez-vous des objectifs sur la manière dont vous devez continuer à intégrer ces normes de désintoxication dans votre vie.

Petit-déjeuner

Flapjacks de sarrasin aux baies nouvelles : Préparez des petits pains chauds à base de farine de sarrasin, un choix sans gluten riche en fibres et en suppléments. Garnir de baies nouvelles pour une part de renforts cellulaires et une douceur caractéristique.

Tôt dans la journée

Pause déjeuner naturelle : Choisissez un thé que vous avez particulièrement apprécié pendant la détox, que ce soit pour sa saveur ou pour la façon dont il vous affecte. En dégustant progressivement, savourez cette expérience d'harmonie dans votre journée.

Travail réel : Pratiquez le Kendo ou un autre type de combat délicat au corps à corps pendant 20 minutes. Cet exercice favorise l'équilibre, le calme et la progression de l'énergie (Qi) dans tout le corps, s'adaptant parfaitement à vos efforts de désintoxication.

Déjeuner

Salade de haricots mélangés avec vinaigrette à la coriandre et au citron vert : Consolidez divers haricots (comme les haricots rouges, les haricots noirs et les pois chiches) avec de la coriandre hachée, des tomates en dés et de l'avocat. Assaisonnez avec du jus de citron vert et de l'huile d'olive pour un déjeuner copieux, riche en fibres et en protéines.

Soirée

Mise à jour sur l'hydratation : Procédez à votre obligation d'hydratation. Essayez peut-être différentes choses avec un autre mélange de produits naturels ou d'épices pour garder les choses fascinantes et soutenir le pouvoir détoxifiant de votre eau.

Deuxième prudence : prévoyez du temps pour une réflexion mobile, dans un monde parfait, un endroit où vous pouvez interagir avec la nature. Centrez-vous sur chaque pas, chaque respiration et la magnificence qui vous entoure, en soutenant une association avec la seconde actuelle.

Souper

Bâtonnets de légumes grillés avec taboulé de quinoa : Enfilez des courgettes, des poivrons carillon, des champignons et des oignons sur des bâtonnets, faites un barbecue et présentez-les avec un accompagnement de taboulé de quinoa. Ce dîner léger mais nutritif regorge de nutriments, de minéraux et de fibres, soutenant les efforts continus de détoxification de votre corps.

Soirée personnalisée

Journalisation intelligente : considérez d'autant plus profondément votre vision de la désintoxication. Quels exemples avez-vous réalisé ? Comment vous sentiriez-vous réellement et intérieurement ? Commencez à réfléchir à la manière dont vous pouvez intégrer ces éléments de connaissances dans votre existence quotidienne.

Yoga délicat : Participez à une séance de yoga délicat de 30 minutes, en vous concentrant sur les représentations qui favorisent la détente et le traitement. Cela aide à fusionner les efforts de désintoxication de la journée et à préparer votre corps au repos.

Travail préparatoire pour le jour 8 : Attendez avec impatience les derniers jours de votre détox. Commencez à organiser la manière dont vous continuerez à intégrer les normes et les pratiques que vous avez apprises dans votre emploi du temps quotidien habituel, garantissant ainsi une progression fluide et des avantages soutenus.

Récapitulatif et réflexion du jour 7

Terminer le jour 7 dénote une énorme réussite dans votre processus de désintoxication. À ce stade, vous devriez commencer à ressentir les impacts significatifs de vos efforts, allant d'une énergie et d'une lucidité accrues à un travail sur le bien-être lié à l'estomac et à un sentiment de prospérité plus prononcé. L'accent mis actuellement sur l'union des acquis et la prise en compte de votre expérience est essentiel pour faire de cette détox un changement révolutionnaire et durable dans votre vie.

| 10 |

Jour 8 : Préparer la transition

Au début du jour 8, le centre se prépare à sortir de l'étape de désintoxication tout en conservant les propensions positives que vous avez créées. Cette journée est liée à la coordination des normes de désintoxication dans un mode de vie gérable et solide.

Routine de réveil

Boisson d'éveil : Commencez votre journée avec un verre d'eau tiède et un morceau de citron naturel. Ce cérémonial guide le traitement et la capacité du foie, et c'est une bonne habitude qui vaut la peine d'être poursuivie au-delà de la période de désintoxication.

Pratique de soins : participez à une représentation dirigée de 10 minutes en vous concentrant sur votre avenir, en vous imaginant suivre ces solides propensions et vous sentir vivant, stimulé et installé.

Petit-déjeuner

légumes préférés , comme les épinards, les tomates et les champignons. Présentez-le avec de l'avocat coupé après coup pour une portion de graisses saines et de fibres. Ce petit-déjeuner riche en protéines maintient les niveaux d'énergie et la satiété soutenus.

Tôt dans la journée

Pause déjeuner cultivée sur place : Optez pour un thé naturel que vous avez considéré comme particulièrement bénéfique pendant la détox. Réfléchissez à la façon dont le thé a été un instantané de retard et de subsistance pour votre corps.

Travail actif : Nécessite une marche énergique de 20 minutes à l'extérieur. L'air naturel et le développement sont phénoménaux pour améliorer votre tempérament et votre fluidité.

Déjeuner

Nouilles soba avec edamame et légumes printaniers : Préparez un plat avec des nouilles soba, des edamame et une variété de légumes printaniers comme des asperges et des carottes, le tout mélangé à une vinaigrette légère au sésame. Ce festin offre un équilibre décent de glucides complexes, de protéines et de suppléments fondamentaux.

Soirée

Mise à jour sur l'hydratation : Maintenez vos propensions à l'hydratation, en vous attendant à boire beaucoup d'eau au cours de la soirée. Essayez différentes choses en ajoutant de nouveaux produits naturels ou des formes solides de glace cultivées sur place pour un tour revigorant.

Deuxième prudence : pratiquez une respiration profonde ou une courte réflexion pour vous concentrer, en particulier si vous rencontrez des facteurs de stress. Percevoir et surveiller la pression est important pour maintenir l'équilibre et le bien-être.

Souper

Poulet mijoté avec igname et légumes verts : Participez à un souper basique et nourrissant composé de poulet cuit, d'igname préparée et d'un accompagnement de légumes verts sautés comme du chou frisé ou de la bette à carde. Ce festin équitable fournit des protéines, des féculents complexes et une abondance de nutriments et de minéraux.

Soirée personnalisée

Organiser une réunion : obtenez une certaine marge pour concevoir vos fêtes et exercices pour les prochains jours. L'intégration de normes de désintoxication dans votre routine habituelle peut vous aider à soutenir les avantages que vous avez rencontrés.

Douche au sel d'Epsom : Profitez d'une douche relaxante au sel d'Epsom pour calmer les muscles et favoriser une nuit de sommeil apaisante. L'ajout de quelques gouttes d'huile médicinale comme la lavande peut améliorer l'expérience de détente.

Travail préparatoire pour le jour 9 : réfléchissez aux parties de la cure de désintoxication que vous avez considérées comme généralement charmantes ou avantageuses, et réfléchissez à la manière dont vous pouvez continuer à appliquer ces travaux à l'avenir.

Récapitulatif et réflexion du jour 8

Le jour 8 est un moment urgent où vous commencez à regarder vers l'avenir, à déterminer comment suivre les changements positifs que vous avez apportés pendant la cure de désintoxication. Il s'agit de percevoir les avantages de ces solides tendances et de trouver des moyens de les coordonner dans votre routine habituelle pour un bien-être et un caractère essentiel durables.

| **11** |

Jour 9 : Adopter le bien-être à long terme

Le jour 9, vous vous dirigez vers la fin du programme de désintoxication. Cette étape est liée au développement des inclinations que vous avez créées et à l'examen de la manière de profiter d'une prospérité à long terme après la désintoxication. Ce moment est la meilleure occasion de contempler les mouvements que vous avez vécus et de vous concentrer sur la poursuite des pratiques qui ont été pour la plupart bénéfiques pour votre prospérité et votre réussite.

Calendrier de réveil

Stir Drink : Savourez du thé vert chaud en début de journée. Le thé vert regorge de fortifications cellulaires, maintient le traitement et peut être une extension remarquable de votre programme matinal pour une prospérité à long terme.

Pratique de soins : consacrez 10 minutes à un journal, en vous concentrant sur l'appréciation. Enregistrez quelque part près de trois éléments de votre vie liés à la prospérité et pour lesquels vous appréciez. Pratiquer l'appréciation peut bouleverser l'épanouissement de vos proches et engager un point de vue élevé sur la vie.

Petit-déjeuner

Yaourt grec avec granola et baies mélangées : Participez à un bol de yaourt grec agrémenté d'un granola riche en fibres et de différentes baies. Ce mélange apporte des probiotiques, des protéines, des fibres et des fortifications cellulaires, ce qui en fait un petit-déjeuner équitable et nutritif.

Rapidement dans la journée

Pause régulière de midi : Choisissez un thé local apaisant, semblable à la camomille ou à la lavande, à déguster dès l'aube. Ces saveurs peuvent aider à réduire les tensions et à favoriser le relâchement, contribuant ainsi à l'épanouissement quotidien.

Véritable travail : effectuez un programme quotidien étiré de 20 minutes pour favoriser davantage la flexibilité et la fluidité. Une expansion régulière peut aider à prévenir les blessures et à favoriser une sensation d'équilibre physique et mental.

Déjeuner

Assiette de poulet grillé de légumes-feuilles avec mesclun et vinaigrette : Accumulez une portion de légumes-feuilles avec une poitrine de poulet grillée, un mélange de légumes-feuilles, des tomates cerises, des concombres et de l'avocat, le tout accompagné d'une vinaigrette à l'huile d'olive et au citron faite à la main . Ce dîner est équilibré avec des protéines maigres, des graisses saines et d'autres améliorations.

Soirée

Mise à jour sur l'hydratation : continuez à vous concentrer sur l'hydratation, en étudiant différentes voies en ce qui concerne divers arômes typiques comme les feuilles de menthe ou les tranches d' un article normal pour le garder captivant et reconstituant.

Deuxième prudence : faites une courte promenade ou trouvez un endroit calme pour pratiquer des soins ou une relaxation significative pendant 5 à 10 minutes, en vous concentrant sur la seconde en cours et les sensations dans votre corps.

Dîner

Saumon réchauffé avec quinoa et brocoli cuit à la vapeur : Préparez un filet de saumon prêt avec du citron et des arômes, servi à proximité de quinoa et de brocoli cuit à la vapeur. Ce souper bon pour le cœur est riche en graisses insaturées oméga-3, en protéines et en fibres.

Soirée personnalisée

Planification intelligente : apportez de l'énergie en réfléchissant à vos objectifs post-désintoxication et à la manière dont vous pouvez intégrer les fortes inclinations que vous avez répandues dans votre pratique quotidienne. L'organisation est fondamentale pour soutenir ces mouvements sur le long terme.

Temps de détente : faites une section dans un mouvement relaxant que vous appréciez, comme scruter un livre, vous concentrer sur une musique apaisante ou pratiquer du yoga sensible. Se détendre est un élément important de la prospérité et peut également favoriser la qualité du repos.

Fondation pour le jour 10 : Anticipez le dernier jour du programme détox. Réfléchissez à la façon dont vous allez admirer vos réalisations et à la manière dont vous continuerez à exécuter ces puces sonores tout en continuant.

Récapitulatif et réflexion du jour 9

Le jour 9 est lié à la consolidation de l'engagement envers un bien-être à long terme et à la réflexion sur la manière dont les directives de désintoxication peuvent être acclimatées à votre présence quotidienne normale. C'est l'occasion de voir la valeur du voyage que vous avez entrepris et d'espérer un avenir où ces nouveaux penchants deviendront une marque distinctive de votre style de vie.

| 12 |

Jour 10 : Réfléchir et aller de l'avant

Inconcevable en se présentant au jour 10 de votre cycle détox ! Aujourd'hui, c'est la réflexion et le plaisir. C'est à chaque fois le moment de voir la valeur de tout le travail vexatoire que vous avez accompli pour détoxifier votre corps et votre esprit et de déployer des fixations pour poursuivre votre voyage vers la réussite et l'épanouissement.

Plan de mixage

Blend Drink : Commencez votre journée avec un dessin dans un verre d' eau de concombre et de menthe. Cette boisson est hydratante et aide à éliminer les méfaits de votre plan, en accordant une attention particulière au nouveau départ et au nouveau départ que vous recherchez.

Pratique de soins : Participez à une évaluation de 15 minutes axée sur la récupération et les sollicitations positives. Considérez vos réalisations et comment vous avez réalisé au cours de ces 10 jours, en décrivant vos objectifs et la manière dont vous souhaitez réaliser les tendances que vous avez créées.

Petit-déjeuner

Superfood Smoothie Bowl : Mélange d'épinards, de baies surgelées, d'une banane, de lait d'amande et d'une boule de protéine en poudre.

Garnissez de choses standard coupées, de noix et de graines pour un petit-déjeuner écrasé mis à jour, à la fois brillant et stimulant.

Vite dans la journée

A proximité Repos rapide : Participez à votre thé très classique du programme détox, en appréciant le goût et la sensation de tranquillité qu'il apporte.

Travail dynamique : exigez une promenade remarquable de 30 minutes dans la nature, en vous concentrant sur l'importance qui vous entoure et sur l'énergie de prospérer en vous. La marche n'est pas seulement bénéfique pour la réussite déclarée, mais aussi pour la clarté mentale.

Déjeuner

Wrap à l'avocat et aux pois chiches : Remplissez un wrap à grains entiers ou sans gluten d'avocat écrasé, de pois chiches cuits, de légumes nouveaux et d'une pincée de tahini. Ce souper est un mélange optimal de graisses saines, de protéines et de fibres.

Soirée

Mise à jour sur l'hydratation : gardez une bouteille d'eau à proximité et continuez à vous hydrater tout au long de la nuit. N'oubliez pas que l'hydratation est cruciale pour rester conscient des processus de détoxification de votre corps.

Deuxième prudence : ne faites pratiquement aucun effort dans l'après-midi pour vraiment réfléchir à votre cycle de désintoxication. Voyez le travail que vous avez effectué et ce qu'il signifie pour vous.

Dîner

Plateau de légumes grillés avec salade de quinoa : Vivez votre dernier jour de détox avec un plateau populaire de légumes grillés, par exemple des poivrons, des courgettes, des aubergines et des asperges, servis à côté d'une salade de quinoa mélangée à des arômes et une vinaigrette au citron. Ce dîner est une expérience culinaire pour les ressources et l'apparition des affinités idéales et étonnantes en matière de comptage de calories que vous avez établies.

Soirée personnalisée

Réflexion de célébration : rédigez une lettre à vous-même, voyez vos réalisations et montrez comment vous devez vraiment continuer à trier les plans appris dans votre pratique standard normale. Confirmation de votre responsabilité et de votre engagement à mieux réussir.

Se détendre : accordez-vous une chance fondamentale de vous détendre totalement, peut-être avec un livre ou une séance de yoga fragile, en profitant du calme et de l'épanouissement de la réalisation du programme de désintoxication.

Fondation pour un autre moment : lorsque vous planifiez votre vie après la désintoxication, tenez compte des horaires et des groupes alimentaires qui vous ont le plus aidé. Planifiez vos expériences et activités engloutissantes sur deux ou trois jours, en garantissant un changement en douceur tout en restant conscient des lignes directrices intermédiaires de votre affiliation détox.

Jour 10 Récapitulatif et réflexion

Terminer la cure de désintoxication de 10 jours est un exploit colossal. Il s'agit de la désintoxication certifiée ainsi que de la récupération mentale et incroyablement proche que vous avez vécue. Au fur et à mesure que vous avancez, transmettez avec vous l'idée, les affinités alimentaires et les pratiques de guidage que vous avez élaborées. Ceux-ci constitueront probablement la base d'une expérience vécue vers le progrès et la réussite.

| 13 |

Recettes

Faire un regroupement intensif de recettes et de plans de banquet pour une cure de désintoxication de 10 jours implique d'offrir une combinaison de décisions nutritives, propres et obligeantes à la désintoxication. Ces recettes sont conçues pour aider les processus habituels de détoxification du corps tout en offrant des repas délicieux et satisfaisants. Ici, je vais aborder une liste de recettes pour le petit-déjeuner, le déjeuner, le dîner et les friandises qui peuvent être mélangées et assorties tout au long de la détox. De plus, je donnerai un modèle de plan de fête sur 3 jours qui peut être modifié ou réitéré tout au long de la période de désintoxication.

Recettes détox

Choix de petit-déjeuner

Smoothie détox vert :

1 tasse de feuilles d'épinards

1/2 avocat

1/2 banane

1/2 tasse de morceaux d'ananas surgelés

1 cuillère à soupe de graines de chia

1 tasse de lait d'amande non sucré

Mélanger toutes les fixations jusqu'à consistance lisse.

Céréales aux baies et aux noix :

1/2 tasse de flocons d'avoine, cuits dans l'eau

1/2 tasse de petits fruits mélangés (myrtilles, framboises)

Une pincée d'amandes et de noix de pécan

Un soupçon de cannelle

Joignez-vous aux céréales cuites et aux garnitures.

Choix de déjeuner

Salade de quinoa aux légumes cuits :

1/2 tasse de quinoa cuit

1 tasse de légumes cuits mélangés (poivrons carillon, courgettes, brocoli)

1 cuillère à soupe d'huile d'olive

1 cuillère à soupe de jus de citron

Sel et poivre au goût

Ajoutez du quinoa et des légumes avec les garnitures de vinaigrette.

Soupe végétarienne détox :

1 cuillère à soupe d'huile d'olive

1 oignon, coupé

2 gousses d'ail, hachées

2 carottes, coupées en dés

2 branches de céleri, coupées en dés

1 tasse de chou frisé tranché

4 tasses de bouillon de légumes

1 boîte de tomates en dés

Épices (thym, origan)

Sel et poivre au goût

Faire revenir l'oignon et l'ail, ajouter les légumes et le bouillon, laisser mijoter jusqu'à ce que les légumes soient délicats.

Choix de souper

Saumon préparé avec brocoli cuit à la vapeur :

1 filet de saumon

1 cuillère à soupe d'huile d'olive

1 cuillère à café de citron

2 tasses de brocoli, cuit à la vapeur

Assaisonnez ensuite le saumon avec de l'huile d'olive, du citron, du sel et du poivre. Réglez la température à 375 °F pendant 12 à 15 minutes. Présenter avec du brocoli cuit à la vapeur.

Tofu poêlé avec mélange de légumes verts :

1 bloc de tofu ferme, coupé en cubes

1 cuillère à soupe d'huile de coco

2 tasses de légumes verts mélangés (épinards, chou frisé)

2 cuillères à soupe de sauce tamari

1 gousse d'ail, hachée

Poêler le tofu dans l'huile de noix de coco jusqu'à ce qu'il soit brillant, ajouter les légumes verts et l'ail, cuire jusqu'à ce qu'il soit flétri, ajouter la sauce tamari.

Choix de grignotages

Concombre et houmous :

Couper le concombre

1/4 tasse de houmous

Appréciez les coupes de concombre plongées dans du houmous.

Aliments issus du sol Mélange :

1/4 tasse de noix mélangées non salées (amandes, pacanes)

1/4 tasse de produits biologiques séchés (abricots, figues)

Joignez-vous aux noix et aux produits naturels séchés pour une friandise rapide.

| 14 |

Maintenir les bienfaits après la désintoxication

Sortir de la cure de désintoxication de 10 jours ne signifie pas une fin presque certaine pour l'excursion ; c'est plutôt le début de la coordination de meilleures tendances dans votre vie quotidienne. Pour profiter des avantages post-désintoxication, il faut continuer à manger sainement, rester hydraté, consolider le travail réel et répéter la pression sur les cadres. Cette étape est essentielle pour réussir à long terme et garantir que les changements positifs deviennent un élément extrêmement durable de votre mode de vie.

Adopter un autre typique

Alimentation prudente : L'un des principaux exemples de la désintoxication est l'importance d'être conscient de ce que vous mangez. Faites attention à l'appétit de votre corps et aux signaux d'achèvement, choisissez des variétés d'aliments entières plutôt que des choix manipulés et appréciez chaque bouchée. Cette approche peut changer votre relation avec la nourriture, entraînant des avantages médicaux durables.

Hydratation : Il est fondamental de procéder à boire beaucoup d'eau. L'hydratation soutient le traitement, suit les niveaux d'énergie et soutient dans l'ensemble les processus physiques. Pratiquez-le régulièrement pour commencer votre journée avec un verre d'eau et gardez une bouteille d'eau utile tout au long de la journée.

Alimentation adaptée : Consolidez différents produits biologiques, légumes, grains entiers, protéines maigres et graisses saines dans vos repas. Un régime alimentaire décent garantit que vous recevez de nombreux suppléments essentiels pour maintenir l'énergie, l'insusceptibilité et, dans l'ensemble, la santé.

Soutenir les avantages de la désintoxication

Pratiques de désintoxication ordinaires : intégrez les composants de la désintoxication dans votre programme quotidien normal. Cela peut signifier commencer chaque journée avec une boisson détoxifiante, comme de l'eau tiède citronnée, ou se ménager chaque semaine l'occasion de prendre soin de soi en pratiquant des pratiques qui aident à contrôler le stress et à détoxifier le corps, comme des séances de yoga ou de sauna.

Limiter l'exposition aux poisons : Continuez à limiter l'exposition aux poisons en choisissant des variétés d'aliments naturels autant que possible, en utilisant des produits de nettoyage normaux et des produits de considération individuels, et en restant à l'écart des poisons environnementaux comme la fumée de tabac et la contamination.

Bien-être de l'estomac : La cure détox a probablement eu un effet sur le bien-être de votre estomac, alors gardez-la comme un besoin. Incorporez des sources alimentaires riches en probiotiques et en prébiotiques dans votre régime alimentaire pour favoriser un microbiome gastrique sain, ce qui est essentiel pour le traitement, la résistance et même les lignes directrices sur l'état d'esprit .

Travail réel et stress Les cadres

Activité habituelle : trouvez les tâches proactives que vous appréciez et intégrez-les à votre pratique quotidienne. La pratique aide non seulement à contrôler le poids et à réduire le risque de maladies persistantes, mais elle améliore également votre état d'esprit et votre niveau d'énergie.

Diminution du stress : poursuivez les pratiques de soins comme la réflexion, les activités de respiration profonde ou la tenue d'un journal.

Surveiller la pression est indispensable pour prévenir le développement de poisons et maintenir la clarté mentale et l'équilibre proche de la maison.

Obligation de bien-être à long terme

Apprentissage persistant : restez informé sur la subsistance, l'exercice et le bien-être pour tirer des conclusions pédagogiques sur votre bien-être. L'excursion ne se termine pas au bout de 10 jours ; c'est un processus constant d'apprentissage et d'adaptation.

Appui local : Entourez-vous d'un espace local qui répond à vos objectifs de bien-être. Il peut s'agir de compagnons, de famille ou de réseaux en ligne. Partager des rencontres et des difficultés peut donner de l'inspiration et de la responsabilité.

Changer et personnaliser : à mesure que vous avancez, rappelez-vous que ce qui fonctionne pour un individu peut ne pas fonctionner pour un autre. Faites attention à votre corps et modifiez vos propensions et vos horaires pour répondre à vos besoins et objectifs remarquables.

Incorporation dans la vie quotidienne

Alors que vous réintégrez votre routine post-désintoxication habituelle, la clé est d'intégrer les exemples appris et les propensions formées pendant la désintoxication dans votre existence quotidienne . Cela ne signifie pas que vous voulez vivre de manière aussi prohibitive que pendant la cure de désintoxication, mais plutôt que vous adoptez une manière de vivre plus consciente et centrée sur le bien-être.

La fin de la détox de 10 jours n'est que le début d'une approche meilleure et plus prudente de la vie quotidienne. En appliquant les normes acquises lors de la cure de désintoxication, vous pouvez bénéficier des avantages à long terme et participer à une vie meilleure. Le progrès peut nécessiter de la tolérance et de l'infatigable, mais les compensations sous forme de bien-être, d'énergie et de prospérité en valent certainement la peine. Embrassez cette nouvelle routine avec certitude, en réalisant que vous disposez des appareils et des informations nécessaires pour contribuer à votre bien-être et à votre joie.

Conclusion

Alors que nous arrivons à la fin de « La détox de 10 jours : purgez votre corps, videz votre cerveau », c'est le bon moment pour réfléchir à l'excursion que nous avons entrepris ensemble. Cette cure de désintoxication ne consistait pas seulement à mettre fin brièvement aux poisons de notre corps ; cela était lié au début d'une extraordinaire excursion vers un meilleur bien-être, une énergie accrue et une lucidité mentale plus importante. Alors que vous vous trouvez à ce carrefour, vous disposez des informations, des instruments et des rencontres nécessaires pour continuer à encourager un mode de vie qui soutient votre prospérité générale.

L'excursion du changement

Au cours des derniers jours, vous avez trouvé de nombreuses façons de réduire votre charge de poison, de nourrir votre corps avec des sources de nourriture énergisantes, de participer au travail réel et de pratiquer des soins pour purifier votre psychisme. Vous avez probablement rencontré des difficultés en cours de route, mais vous avez également découvert de nouvelles qualités et connaissances sur votre bien-être et vos penchants. Ce processus de désintoxication n'a pas été exclusivement lié à la purification de votre corps, mais également à l'élimination de tendances qui ne vous servent plus jamais, laissant ainsi la place à de nouvelles pratiques favorisant le bien-être.

Bien-être et prospérité soutenus

La fin de cette détox n'implique pas la fin de votre processus de bien-être ; c'est plutôt un nouveau départ. Les pratiques que vous avez adoptées et les informations que vous avez acquises constituent une base solide sur laquelle vous pouvez construire un mode de vie soutenu et solide. Gardez à l'esprit que la meilleure manière de profiter des avantages de cette détox est de faire preuve de cohérence et de soin dans vos décisions.

• Alimentation prudente : continuez à choisir des variétés d'aliments entiers et épais qui facilitent les processus réguliers de détoxification de votre corps. Faites attention aux signaux d'aspiration et d'achèvement de votre corps et mangez avec attente et appréciation.

• Travail réel standard : Intégrez le travail réel que vous appréciez dans votre pratique quotidienne . Qu'il s'agisse du yoga, de la marche, du vélo ou de tout autre type d'activité, le développement normal maintient le bien-être de votre corps et améliore votre état d'esprit.

• Pratique de soins continus : Keep Care répète une partie de votre existence quotidienne, que ce soit par la contemplation, la tenue d'un journal ou simplement en prenant quelques minutes pour inspirer et être disponible. Ces pratiques réduisent la pression et travaillent sur la clarté mentale.

• Hydratation : Continuez à vous concentrer sur l'hydratation, sans rien retenir de 8 verres d'eau par jour. L'hydratation est essentielle pour favoriser la détoxification et le bien-être en général .

Accepter les difficultés et observer les triomphes

Au fur et à mesure que vous avancez, vous serez inévitablement confronté à des difficultés et à des obstacles. Gardez à l'esprit que chaque défi est une chance de développement et d'apprentissage. Restez adaptable, changez vos pratiques au cas par cas et prenez soin de vous dans les périodes prometteuses et moins prometteuses. Louez vos triomphes, aussi petits soient-ils, et percevez les progrès que vous avez réalisés.

Une excursion profondément enracinée

Votre bien-être et votre prospérité sont une entreprise profondément enracinée et non un objectif. Le "10-Day Detox" est une pierre d'aventure vers une vie meilleure et plus énergique. Continuez à enquêter, apprenez et ajustez vos propensions pour atteindre vos objectifs de bien-être. Restez curieux des besoins de votre corps et soyez disponible pour essayer de nouvelles sources de nourriture, exercices et répétitions de soins.

En tout

Félicitations pour avoir terminé la « Détox de 10 jours : purgez votre corps, nettoyez votre psychisme ». Vous avez fait un grand pas en avant vers l'amélioration de votre bien-être et de votre prospérité. Alors que vous avancez dans votre excursion, rappelez-vous que les décisions prises chaque jour sont fortement déterminantes pour votre bien-être et votre satisfaction. Utilisez les informations et les propensions que vous avez développées au cours de cette cure de désintoxication pour établir un engagement profondément enraciné vers la prospérité.

Un grand merci à vous d'avoir permis à ce livre de faire partie de votre processus de bien-être. Puissiez-vous avancer avec certitude, motivés par l'information selon laquelle vous disposez des appareils et de la solidarité nécessaires pour aider votre corps et votre cerveau. À vous un monde meilleur et plus joyeux.